AF494665

LA MORVE
EST-ELLE CONTAGIEUSE?
Non.

Par A. LOUCHARD,

Vétérinaire au régiment du Train d'artillerie de la Garde royale, Ancien Répétiteur d'Anatomie à l'École royale Vétérinaire d'Alfort.

Scribimus indocti, doctique. Hor.

A PARIS,
CHEZ GABON ET COMPAGNIE, LIBRAIRES,
RUE DE L'ÉCOLE-DE-MÉDECINE;
ET A MONTPELLIER, CHEZ LES MÊMES LIBRAIRES.
1825.

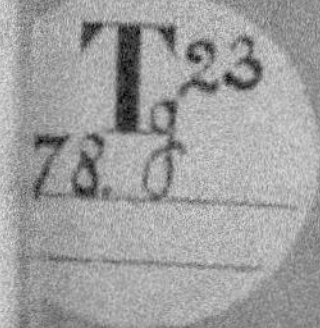

TRAITÉ ÉLÉMENTAIRE DE PHYSIQUE GÉNÉRALE ET MÉDICALE; par P. PELLETAN fils, Médecin du Roi, Professeur de Physique à la Faculté de Médecine de Paris, Chevalier de l'Ordre royal de la Légion-d'Honneur. Un gros vol. in-8° en trois parties, contenant ensemble plus de 1000 pages, avec 10 planches. Prix : 14 fr.

Ce nouveau traité, aussi remarquable par la précision que par la justesse des pensées, renferme tout ce qu'il importe de connaître en physique pour suivre les progrès des sciences et apprécier les applications utiles dont chacune peut s'enrichir. Ainsi les médecins, les pharmaciens, les naturalistes, doivent lire et consulter cet Ouvrage, dans lequel on a cherché à leur rendre la science si facile.

DICTIONNAIRE DE CHIMIE GÉNÉRALE ET MÉDICALE (A.—Z.), par P. PELLETAN FILS, Médecin du Roi, Professeur de physique médicale à la Faculté de médecine de Paris, etc. ; 2 vol. in-8°. de près de 1200 pages en caractère petit-romain ; prix : 15 fr.

Cet ouvrage, le plus récent et le plus élémentaire de tous ceux qui ont été publiés dans ces derniers temps sur la chimie, présente la science dans son ensemble théorique et dans ses nombreuses et importantes applications à la médecine et aux arts industriels. La forme de dictionnaire adoptée dans ce traité, est on ne peut plus favorable aux recherches ; mais l'auteur voulant conserver en même temps à son ouvrage l'unité scientifique, a indiqué, dans un tableau qui se trouve à la fin du deuxième volume, l'ordre dans lequel on doit lire les divers articles quand on veut suivre les principes d'une classification naturelle et méthodique.

TRAITÉ COMPLET D'ACCOUCHEMENS ET DE MALADIES DES FILLES, DES FEMMES ET DES ENFANS; par M. GARDIEN, Membre honoraire de l'Académie royale de Médecine, Professeur d'Accouchemens, de Maladies des femmes, etc. Troisième édition. 4 forts volumes in-8°., en caractère *philosophie*. Prix : 25 fr.

TRAITÉ DES MALADIES DES ENFANS, de Michaël Underwood, *remis sur un nouveau plan*, par le D^r^. DE SALLE ; avec des Notes et une exposition de la *Nouvelle Séméiologie - physiognomonique* de M. JADELOT, Médecin de l'Hôpital des Enfans. Deux vol. in-8° de plus de 850 pages. Prix 9 fr.

On sentait depuis long temps la nécessité d'un ouvrage qui réunît à une grande pureté de doctrine les signes propres à rendre plus certain et plus facile le diagnostic des maladies de l'enfance. Les profondes études de M. le professeur Jadelot pouvaient seules combler cette lacune : c'est là ce qui fait le grand mérite de cet ouvrage, et ce qui légitime le succès qu'il obtient tous les jours.

NOUVELLES RECHERCHES SUR LA LARYNGO-TRACHÉITE, connue sous le nom de CROUP ; par le D^r^. P. BLAUD, Médecin en chef des hospices de Beaucaire, Membre des Sociétés de Médecine de Paris, de Montpellier, etc. Un vol. in-8° de plus de 600 pag. Prix, 7 fr.

Ces Recherches donnent la description la plus exacte des différences de siége, de forme et d'intensité de cette redoutable maladie, établies d'après un grand nombre d'observations propres à l'auteur, et éclairées par une investigation judicieuse des symptômes, par les effets des différentes méthodes de traitement, et par les résultats des recherches cadavériques.

TRAITÉ DES CONVULSIONS CHEZ LES FEMMES ENCEINTES, EN TRAVAIL ET EN COUCHE; Mémoire qui a remporté le prix proposé par la Société de Médecine de Paris, pour l'année 1820. Par Antoine MIQUEL, Membre-adj. de l'Académie royale de Médecine ; des Sociétés de Médecine de Paris, de Londres, etc. In-8°. Prix, 5 fr.

LA MORVE

EST-ELLE CONTAGIEUSE?

Non.

LA MORVE

EST-ELLE CONTAGIEUSE?

Non.

PAR A. LOUCHARD,

Vétérinaire au régiment du Train d'artillerie de la Garde royale, Ancien Répétiteur d'Anatomie à l'École royale Vétérinaire d'Alfort.

Scribimus indocti, doctique. (Hor.)

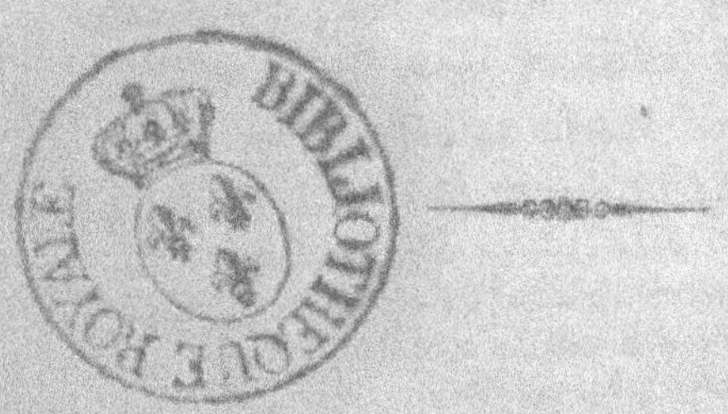

A PARIS,

CHEZ GABON ET COMPAGNIE, LIBRAIRES,

RUE DE L'ÉCOLE-DE-MÉDECINE;

ET A MONTPELLIER, CHEZ LES MÊMES LIBRAIRES.

1825.

LA MORVE

EST-ELLE CONTAGIEUSE?

Non.

Avant de traiter de l'affection qui doit nous occuper, je dirai un mot sur les membranes où elle a son siége. Dans cet aperçu je n'ajouterai rien à ce qui est connu, je laisse à des hommes plus éclairés que moi le soin de suppléer à ce que *j'avance;* mon opinion ne portera nullement l'empreinte de celle d'un novateur, mais bien d'un homme qui provoque des idées plus lumineuses que les siennes.

L'homme expérimenté a un grand avantage, celui d'aller droit au but sans faire de périphrases; oui, mais l'expérience (1) qu'il a

---

(1) L'expérience est l'habitude de juger par ce qu'on a vu et des jugemens qu'on a déjà portés. Elle s'acquiert par l'exercice des facultés de l'âme, et elle est aussi nécessaire dans la recherche de la vérité que dans la conduite de la vie.

Mais puisqu'il est de sa nature de nous faire juger d'après ce que nous avons vu et d'après les jugemens que nous avons portés, elle doit nous jeter dans bien des erreurs: il suffit que nous ayons souvent vu superficiellement et jugé précipitamment, chose fort ordinaire. Cond., *Cours comp. d'Ét.*

acquise ne lui fait réellement honneur que lorsqu'elle a été précédée par une bonne théorie, saine dans tous ses principes. Alors il a des armes pour combattre les plus beaux raisonnemens.

Il est cependant des cas où on est obligé de suppléer aux faits par des raisonnemens; alors, sans raisonner *à priori*, on émet des idées qu'on abandonne à des hommes instruits, doués d'une rare sagacité, et seuls capables de juger sans passion.

Les membranes muqueuses, siége de l'affection qui va nous occuper, remplissent la même fonction, les mêmes usages, à l'intérieur des organes creux qui communiquent au-dehors, que la peau considérée comme enveloppe de toutes les parties situées à l'extérieur du corps. Couvrir, protéger, exhaler et absorber, telles sont les fonctions les plus ordinaires à ces deux systèmes. L'identité de fonction entraîne évidemment l'identité de structure; c'est un axiome dans le langage anatomique.

Il y a un rapport, mais bien moins manifeste, dans les maladies qui les affectent. Les membranes muqueuses, plus sensibles que la peau, et participant à la structure d'une infinité d'organes plus ou moins essentiels à la vie, sont beaucoup plus souvent malades (1).

Les animaux sont souvent victimes des rapports qui existent entre ces deux systèmes, comme le prouvent les malheureux effets des répercussions.

Dans l'état de santé, qui ne connaît les nombreux rapports existant entre la peau et ces membranes? Ainsi une exhalation considérable à la surface cutanée diminue d'une manière notable la perspiration des muqueuses, *et vice versâ.* C'est pourquoi, toute proportion égale d'ailleurs, on mouche beaucoup plus l'hiver que l'été.

La plupart des maladies qui ont leur siége sur ces membranes, sont suscitées par l'imprudence des hommes; telles sont celles occasionées par les suppressions de transpiration et les répercussions : quelques-unes sont congéniales, d'autres sont héréditaires, etc., etc.

Aucun système n'a une structure autant vas-

(1) Il est souvent le siége d'affections concomitantes : ainsi dans la clavelée, la pituitaire, plus ou moins enflammée, exsude une humeur souvent très-abondante. La peau, par la même raison, dans les phlegmasies des muqueuses, parfois aussi devient le siége d'éruptions de différentes natures, mais participant toujours à la nature propre de l'affection principale.

culaire ; aussi est-il le siége d'une foule d'inflammations diverses. Il est, pour ainsi dire, le tableau où viennent se peindre la plupart des affections répercutées.

En général la terminaison de ces maladies est plus ou moins funeste, suivant qu'elles ont tels ou tels caractères, qu'elles affectent tel ou tel organe : la marche en est ordinairement prompte, mais toujours subordonnée à l'idiosyncrasie des sujets.

Comme la peau, les membranes muqueuses sont en permanence d'actions ; sans cesse en contact avec les corps qui les agacent et les irritent, elles ont à les combattre, et trouvent souvent des armes dans leur organisation même, ou plutôt dans la sensibilité qui en dérive ; sensibilité qui est inégalement répandue sur son immense surface, et qui présente dans chaque région des caractères bien différens.

Cette différence dans la distribution de la sensibilité naturelle en amène une non moins remarquable dans les maladies. Chacune porte bien un caractère général à toutes les autres ; mais chacune aussi a ses caractères particuliers. Il y a un ordre de symptômes commun à tous les catarrhes ; mais chacun a ses produits divers, comme le prouvent les affections qui règnent dans l'étendue de ce système.

La distribution anomale des villosités, des papilles, en est sans doute une cause : ce qui semblerait le prouver, c'est que, dans les phlegmasies catarrhales, soit aiguës, soit chroniques, la rougeur qui les caractérise se trouve disséminée çà et là, d'une manière très-irrégulière.

Tous les caractères de l'inflammation ne se trouvent pas toujours réunis dans les muqueuses malades : la rougeur est plus ou moins foncée ; un degré de gonflement soumis au degré de l'inflammation, un ramollissement soumis à la durée de la même cause, tels sont les caractères anatomiques les plus ordinaires de ces membranes.

Il y a ensuite une augmentation de sécrétion, avec un changement notable dans la nature du fluide sécrété ou exhalé ; quelquefois l'inflammation devient suppurative, bien que la membrane ne présente ni érosions, ni ulcères : cette dernière matière est donc versée sur la surface de cet organe, comme les fluides dont nous avons déjà parlé.

La matière purulente, suivant la marche de la maladie, est souvent répandue inégalement sur la surface muqueuse, qui présente des plaques rougeâtres ou violacées. Quelquefois des exanthêmes, des tubercules s'y observent et semblent avoir leur siége dans les follicules nombreux qu'on y remarque, et paroissent même y être bornés.

Sans être exanthémateuses, les bourses muqueuses acquièrent toujours un certain développement, qui en a souvent assez imposé à un œil peu exercé, pour être prises pour des chancres ou des ulcères (1).

---

(1) Quelquefois, dans les solipèdes, il se développe spontanément, sur la pituitaire et ses continuités, une inflammation des plus intenses; aussi la terminaison par gangrène est-elle inévitable. Il y a une éruption confluente qui envahit toute l'étendue des voies aériennes jusqu'aux dernières ramifications des bronches: le parenchyme des poumons souvent participe à ce désastre; les phénomènes inflammatoires se passent avec une telle rapidité, qu'ils semblent tous être confondus; les secours de l'art n'y peuvent rien; la muqueuse est bientôt perforée, par la tendance qu'ont ces membranes aux ulcérations perpendiculaires; l'animal est dans un état déplorable, difficile à dépeindre; à chaque instant il menace de suffoquer; la respiration est stertoreuse; il y a une fièvre générale de réaction consécutive à ce malheureux état. Cette inflammation a reçu, mais injustement, l'épithète de morve aiguë.

Son caractère malin et gangréneux la rendant essentiellement contagieuse, on n'a pas manqué de la donner pour exemple de contagion de la morve. Mais, je le répète, ce n'est point la morve, pas même une de ses variétés; c'est une inflammation gangréneuse qui ne ressemble en rien, par ses caractères, à la morve proprement dite, qui est une affection chronique d'une nature toute particulière: aussi suis-je loin de la confondre, comme on le fait trop

Je ne m'appesantirai pas plus long-temps sur les membranes muqueuses; leurs caractères, leur structure anatomique, etc., sont assez connus des vétérinaires.

Les détails généraux que je viens de donner seront utiles aux personnes dont les connaissances en anatomie sont peu étendues : cela les aidera à concevoir la plupart des phénomènes maladifs qui s'observeront sur ces membranes.

Passons à un objet plus important et qui doit faire le sujet de ce mémoire.

Le grand ouvrage de la nature se borne à deux choses, l'organisation et la destruction sont ses deux grandes opérations successives (1). Les êtres créés par elle sont continuellement affectés par une infinité de causes ou d'actions qu'exercent sur eux les nombreux agens qu'elle

---

souvent, avec le coryza gangréneux (Voy. l'*Affection tuberculeuse*, par M. Dupuy, M. V. P. A.) qui, fort heureusement, ne s'observe que rarement ; aussi, sur cent chevaux abattus pour cause de morve, on en trouve tout au plus un qui en soit réellement affecté.

(1) Deux phénomènes à-peu-près semblables se passent chaque jour chez tous les êtres organisés.

Ainsi, tout ce qui a une organisation déterminée (animaux et végétaux) éprouve continuellement deux mouvemens, un d'assimilation, et l'autre de désassimilation. La santé suppose un équilibre parfait dans ces deux mouvemens d'opposition ; la maladie, au contraire, prouve que l'harmonie est rompue ou détruite.

met en mouvement, et qui les environnent.

Arrêtons un moment notre attention sur les impressions physiques, et nous en déduirons une infinité de faits extérieurs à nous mêmes; rien de plus facile ensuite que d'en faire l'application sur les animaux en général.

Certes, c'est dans les révolutions atmosphériques, dans l'air ambiant, et en général dans les causes physiques, que nous trouvons la source d'une foule d'affections. Tout le monde connaît l'influence des révolutions équinoxiales sur le tempérament de certains individus.

Ces révolutions influent sur tout ce qui a vie; végétaux et animaux sont frappés à-la-fois. L'intensité des désastres est soumise à une infinité de causes particulières à chaque espèce prise dans les deux règnes.

Les animaux seuls devant nous occuper, prêtons donc de nouveau notre attention aux causes qui tendent tous les jours à les détruire. Supposons-les dans l'atmosphère, la nourriture, le genre de service, etc., etc. . . . . . N'importe, elles existent et agissent; les effets qui en naîtront seront soumis tantôt à l'idiosyncrasie du sujet, tantôt à une diathèse existant chez le même individu.

Ces causes, dans quelques circonstances, paraîtront porter avec elles un germe de maladie déterminée ; dans d'autres elles agiront, et les effets, quoique généraux, auront des caractères bien différens.

Qu'on me passe cette comparaison ; c'est un miroir qui viendrait nous réfléchir diversement la lumière, et nous peindre le même objet sous des couleurs différentes.

Ces phénomènes s'observent assez souvent, et on voit en même temps plusieurs animaux affectés de maladies différentes semés çà et là dans une écurie assez spacieuse. Cela dépend, sans doute, de la disposition qu'a chaque individu à contracter une affection plutôt qu'une autre.

Les animaux naissent presque tous avec le même nombre d'organes; mais tous ne sont pas aussi riches en matériaux qui les constituent. L'animal le plus robuste est, sans contredit, celui chez lequel il y a une harmonie parfaite, où toute la matière est uniformément distribuée. Avec cet équilibre, il résiste à une infinité de causes qui détruisent ou tendent à détruire des animaux de son espèce, placés à ses côtés.

Cela est surtout sensible à l'époque des renovations. Là, on voit succomber des individus chez lesquels quelque organe essentiel à la vie est trop faible pour supporter les révolutions qui s'observent aux différentes phases de la vie. Pourquoi tel animal résiste-t-il, quand tel autre est victime? Est-ce que la cause qui a agi n'est pas la même? Si : mais, pour le premier, elle a été insuffisante pour faire éclore la maladie à laquelle un de ses organes pouvait être disposé; tandis que, chez le second, elle a frappé, et ses coups ont été mortels.

Il résulte de ce raisonnement que les affections sporadiques peuvent reconnoître la même cause déterminante. Généralement, elles n'offrent aucun signe funeste; mais cependant, si la cause est ambiante et qu'elle reste inconnue, elle continuera d'agir. Riche en force répulsive, tel animal qui l'a déjà combattue avec force, finira par être victime, si dans ce cas la nature ne vient à son secours.

Qu'arrive-t-il quand la cause persiste trop long-temps? Son caractère change le plus ordinairement; elle frappe enzootiquement, si je puis m'exprimer ainsi : alors tous les animaux qui auront le même tempérament seront atteints à la fois et de la même manière; pour le reste, les moins vigoureux seront les premières victimes, et insensiblement les maladies se propageront. L'alarme se répand bientôt, si l'affection principale est réputée contagieuse, c'est là que le préjugé prend tout son essor, c'est là que les causes s'oublient, ou plutôt on croit devoir les trouver où elles n'existent pas.

C'est plus souvent ainsi que *la morve* se déclare dans un établissement considérable, et dans un régiment de cavalerie, que par la voie de la contagion, comme nous tâcherons de le prouver plus tard.

Maintenant, pourquoi dans un régiment la même cause amène-t-elle le plus souvent la même maladie? C'est que presque toujours les chevaux sont tirés du même pays et qu'ils ont pour ainsi dire le même tempérament.

L'état ou la nature du sol a une influence marquée sur l'économie des herbivores qu'il a vus naître, bien plus marquée sur eux que chez les animaux qui se nourrissent indistinctement de tout.

Les chevaux, les bœufs et les moutons, se nourrissant des produits immédiats de la terre, doivent nécessairement avoir leur tempérament soumis à la nature de ses productions, et même participant à sa nature propre.

Cela est surtout vrai pour le cheval, car il

n'existe pas en Europe, parmi les animaux, une espèce qui présente autant de différences d'un royaume, d'une province même, à uneautre (1), que celle-là.

Cette différence est toujours subordonnée aux climats et à la nature de leur terrain.

Il n'est donc plus étonnant que certaines races de chevaux soient plus aptes à contracter une maladie qu'une autre; ou bien la même maladie considérée sur deux ou trois individus de même espèce, mais de race différente, se présentera avec des caractères tout-à-fait dissemblables.

Que ce soit *la morve* ou toute autre affection, on verra que dans les chevaux nés et élevés dans les contrées méridionales, la marche de la maladie sera prompte, ses caractères très-inflammatoires; et en général ses symptômes, quoique plus alarmans, seront toujours moins funestes à l'animal, que les mêmes maladies affectant des individus de la même espèce, nés et élevés dans le Nord, surtout dans un pays bas et humide, dans lequel l'at-

(1) Il y a une différence aussi tranchée d'une province et d'un royaume à un autre, pour le moral des hommes, que pour le physique de l'espèce qui nous occupe. J'ignore jusqu'à quel point les mêmes causes influeraient sur le moral du cheval.

mosphère tient en suspension des produits de la décomposition animale et végétale.

Chez ces derniers animaux la marche de la maladie sera lente, les symptômes n'offriront rien d'inquiétant en apparence, l'affection franchira ses périodes avec peine, une terminaison plus ou moins funeste à l'individu en limitera le cours.

Nous aurons occasion plus loin de trouver une foule d'exemples qui viendront à l'appui de ce raisonnement.

Il est indispensable, avant de parler de la *morve*, de dire un mot sur les catarrhes en général; ensuite, je devrai parler de la *gourme*, affection particulière aux jeunes chevaux, qui, lorsqu'elle est contrariée dans sa marche, peut faire éclore des maladies beaucoup plus funestes qu'elle, telle que la *morve*, par exemple.

Du Catarrhe, Καταρρεω, *Catarrhus. De* ρεω, *je coule ; et de* κατα, *en bas.*

Dans sa véritable acception, le mot catarrhe doit s'entendre, en général, de tout écoulement d'une matière quelconque par l'une des ouvertures naturelles, laquelle matière est poussée *à tergo*, pour ainsi dire, par une inflammation plus ou moins intense, développée sur un des points de l'étendue du système muqueux (1).

Le catarrhe nasal seul devra nous occuper. Il peut être aigu ou chronique. Le premier fera l'objet de cet aperçu. Rarement il se déclare spontanément ; il reconnaît pour causes une infinité d'excitations diverses. Ses terminaisons les plus ordinaires sont la délitescence et la résolution. La suppuration et la gangrène le terminent beaucoup plus rarement.

Supposons maintenant que le *circumfusa*, l'*applicata* ou l'*ingesta*, ait changé la nature de la sensibilité de la pituitaire : il y existera une irritation plus ou moins forte, les capillaires de la membrane se laisseront pénétrer par une plus ou moins grande quantité de sang ; ils seront injectés : alors on verra naître la plupart des phénomènes inflammatoires.

La pénétration du sang en plus grande abondance est l'effet secondaire de la cause qui a agi.

Dans cet état l'animal a la conscience de ces phénomènes nouveaux pour lui ; il éprouve une

(1) On entend, en général, par catarrhe, la phlegmasie des muqueuses.

chaleur et une douleur toujours subordonnées au degré de l'inflammation (1).

Dans cet état la sécrétion de la muqueuse est augmentée, l'humeur coule en assez grande abondance, et est plus ou moins altérée : tantôt c'est une humeur muqueuse, ou bien une matière albuminoso-gélatineuse ; d'autres fois l'humeur qui s'écoule a moins de consistance, elle est d'une couleur se rapprochant assez de celle de la décoction de tabac. J'ai été à même d'observer cette dernière dans les jetages nombreux dont étaient affectés plus de cent chevaux dans notre trajet de *Paris à Madrid.* En général, rien de plus variable par sa nature, que le fluide qui s'écoule dans le catarrhe qui nous occupe.

Quelquefois aussi c'est du véritable *pus*, qui s'écoule seul ou mêlé avec du mucus, ou bien des stries sanguinolentes. J'ai eu occasion d'ob-

---

(1) L'irritation n'est pas toujours assez forte pour que tous les phénomènes de l'inflammation, tels que le *gonflement*, la *rougeur*, la *chaleur* et la *douleur*, s'observent. Fugace, elle n'est guère ressentie.

Dans d'autres cas, portée à son *maximun* d'intensité, la sensibilité est tellement exaltée, que toutes les forces s'épuisent ; alors le solide meurt ; le fluide, qui n'est plus renfermé dans un corps vivant, se putréfie. Voilà les phénomènes qu'on observe dans toutes les inflammations se terminant par gangrène.

server à l'École Militaire un cheval qui, avant sa mort, présentait ces phénomènes. J'ai fait l'ouverture de sa tête : les sinus et les cornets étaient remplis de pus; la membrane pituitaire, blafarde, était considérablement épaissie, injectée par places : ce qui m'a le plus étonné, c'est qu'elle n'offrait aucune érosion, aucun ulcère. Je l'ai lavée afin de mieux m'en assurer; rien de remarquable ne s'est offert à mes yeux. Ce pus était donc sécrété? Avant de faire l'ouverture, j'avais examiné les poumons et la trachée; je les trouvai parfaitement sains. Ce cheval était mort accidentellement, et appartenait à la quatrième compagnie.

D'après ce que nous venons de voir, l'inflammation catarrhale n'est pas bornée aux capillaires de la membrane; les glandes muqueuses placées dans son corion, et celles qui sont situées dessous, y participent aussi d'une manière non équivoque. Ces glandes deviennent une voie par où passent une foule de matières qui diffèrent essentiellement de celles qui composent les fluides sécrétés dans l'état naturel.

Presque toujours les ganglions de l'auge participent à l'état inflammatoire de la pituitaire; leur degré d'inflammation est subordonné à celui de cette membrane. Dans le catarrhe dont nous nous entretenons, leur marche est aiguë; nous la verrons chronique, lorsque nous traiterons de la *morve*. Dans le catarrhe aigu, ils sont douloureux, roulant sous les doigts qui les pressent; dans la *morve*, au contraire, ils sont adhérens, ils ont perdu leur mobilité qu'ils empruntaient du tissu cellulaire qui les enveloppe: ce dernier, en participant à l'affection, perd sa laxité, et alors à sa mobilité succède l'adhérence.

Lorsque le catarrhe ordinaire prend une marche lente et qu'il arrive difficilement à sa terminaison, qu'en général il suit ses périodes avec lenteur, il reçoit l'épithète de chronique; alors il ést accompagné de tous les symptômes quifont l'apanage de cesmalheureusesaffections, et dont nous aurons bientôt occasion de nous entretenir, en considérant la *morve* comme une affection de cette nature.

Nous avons déjà vu dans le tableau général que nous venons de donner, se dessiner la plupart des circonstances commémoratives, capables de faire éclore une maladie, sur le compte de laquelle les opinions sont on ne peut plus partagées.

C'est à l'aide des renseignemens commémoratifs qu'on vient à bout de trouver la source d'une foule d'affections plus ou moins graves. Il faut, dans bien des circonstances, remonter aux époques les plus reculées, pour tirer des conséquences capables de jeter du jour sur la nature de la maladie qu'on a à traiter.

L'animal existant au dehors, seul, vient de nous occuper; nous avons oublié la source des maladies héréditaires et congéniales. Pour cela, il nous aurait fallu prendre l'animal dans le ventre de sa mère, l'examiner depuis le commencement de la gestation jusqu'à la fin, le suivre depuis l'époque de sa naissance jusqu'à celle à laquelle nous l'examinons, examiner aussi, si cela est possible, les circonstances dans lesquelles on l'a placé depuis cette époque jusqu'au moment de sa maladie.

Ainsi, je devrai donc, avant d'aller plus avant, examiner l'animal aux différentes phases de sa vie; peut-être trouverai-je, dans ces différentes époques, des causes capables de faire éclore la *morve*, plutôt que la contagion.

Dans les premiers temps de la conception, l'animal ne présente qu'une masse homogène; tout est confondu en un véritable chaos, ou plutôt rien n'est encore formé.

Peu à peu les organes se dessinent au travers de cette masse informe, et on peut les distinguer.

Les matériaux qui servent à leur construction sont plus ou moins bons; de leur bonne ou de leur mauvaise nature dépend la plus ou moins grande solidité de l'édifice.

Ces matériaux sont pris dans le torrent circulatoire de la mère (le père a seulement jeté les fondemens). Ils sont donc chargés des principes qui la constituent. Leur exsudation se fait à la face interne de la matrice, et leur absorption à la face externe du placenta; de-là, ils sont portés par les veines ombilicales vers l'organe qui doit en faire la distribution.

Le sang est le véhicule de cette matière qui construit et nourrit à-la-fois. (Ces deux *phénomènes existent ensemble long-temps encore après la naissance*. L'absorption relative à la nutrition n'est point en proportion de l'exhalation; beaucoup de substances restent dans les organes; il en sort très-peu : de-là l'accroissement.) La nature qui préside à ces travaux, n'en fait pas toujours une égale distribution; elle paraît avoir ses protégés.

Qu'arrive-t-il? que tel organe a une trop grande supériorité sur un autre; supériorité existant toujours aux dépens des viscères en général ; de-là , pendant la vie , le défaut d'harmonie des fonctions : car l'équilibre de ces dernières suppose évidemment la juste proportion des mécaniques particulières faisant mouvoir la machine générale.

Analysons ces circonstances. Ne trouverons-nous pas déjà les causes éloignées d'une foule d'affections ultérieures ; ne trouverons - nous pas la source et la naissance des maladies héréditaires et congéniales , dont nous avons déjà parlé plus haut ; ne verrons-nous pas dans ces causes la source de la plupart des diathèses ?

En prenant maintenant le même sujet à l'époque de sa naissance, le plaçant dans un milieu où tout est nouveau pour lui. Avant , dans la matrice , et couvert de ses enveloppes , le petit sujet n'avait guère que l'impression des eaux de l'amnios , ou plutôt il n'en avait pas : car toute impression suppose la comparaison de de ce qu'on éprouve avec ce qu'on a éprouvé. C'est un axiôme dans le langage physiologique.

A la naissance, placé d'une manière immédiate sur l'un des points de la surface du globe , autour de lui se meuvent une infinité d'agens , qui tous les jours tendent à le détruire; tous les jours il trouve de nouvelles causes d'excitation. Depuis cette époque jusqu'à celle où il aura acquis son plus haut degré de perfection, on le verra combattre une infinité de causes morbides.

Des maladies naîtront, la plupart seront *dépuratoires*. (Qu'on me passe cette expression, elle se rapproche peut-être trop de celles employées dans la langue humorale; la théorie des humoristes a sans doute été exagérée, cependant elle n'est pas dénuée de tout fondement.) Elles revêteront différentes formes, auront tel ou tel caractère, suivant qu'elles affecteront telle ou telle espèce; ainsi ce sera la *variole*, la *rougeole*, etc., pour l'espèce humaine; la maladie dite des chiens, dans l'espèce *canine* (1), enfin la gourme dans l'espèce *chevaline*.

La marche, la durée et les différens caractères de ces affections, seront subordonnés à l'idiosyncrasie de chaque individu en particulier: le travail de la dentition doit être envisagé comme la cause occasionelle du développement de ces maladies. Il a une influence très-remarquable sur les membranes muqueuses et sur la peau; aussi cette époque est-elle célèbre par les catarrhes et les éruptions cutanées. Elles

(1) Je dis l'espèce canine, parce que les loups n'en sont point exempts.

se terminent souvent par une crise toujours salutaire à l'individu.

C'est ainsi qu'on voit la *gourme*, après un état fluxionnaire de toute la tête, se terminer fort souvent par un abcès critique, développé dans le tissu cellulaire environnant les ganglions lymphatiques, toujours engorgés dans cette circonstance.

La peau et les membranes muqueuses sont donc, dans l'état maladif, comme dans l'état de santé, les deux grands émonctoires par où la nature se débarrasse des matières qui lui seraient nuisibles, si elles circulaient plus longtemps dans la masse des fluides.

Les vétérinaires auxquels le soin des animaux malades est confié, ne doivent rien ménager pour faciliter ces crises.

Les hommes, en général, ne devraient point abuser de l'empire qu'ils ont sur les animaux soumis à l'état de domesticité; c'est en abusant de ses droits, que l'homme perd sa propriété, ou du moins qu'il en diminue considérablement la valeur. Il ne calcule pas assez les rapports qui existent entre la vie qu'il fatigue, et celle qui la nourrit. Il agrandit tous les jours le cercle ou les limites que la nature a tracées.

C'est ainsi que dans les pays où on fait des élèves, on cherche à les utiliser, en les soumettant à des ouvrages trop pénibles pour leur âge et leur force. La nature, contrariée dans ses travaux, semble ne plus vouloir les achever, ou du moins elle les rend imparfaits. Arrive l'époque des révolutions intestines; l'animal, trop faible, ne peut lutter contre toutes les causes qui tendent à le détruire à la fois; il succombe; ou bien s'il résiste, c'est pour languir dans une existence qui pour lui n'est plus que le théâtre d'une foule de maladies.

Suivant la nature de l'affection, sa marche, sa terminaison, et les révolutions qui en auront résulté, il se développera chez l'animal une diathèse quelconque. Il sera disposé ensuite à telle maladie plutôt qu'à telle autre.

Il est déjà facile de se rendre compte des circonstances où deux chevaux soumis à la même cause seront affectés de maladies différentes. Le même raisonnement nous expliquera aussi comment, sans que la maladie soit contagieuse, deux animaux de la même espèce pourront contracter la même maladie. Ces faits s'observent journellement dans la pratique et nourrissent bien des préjugés.

De la Gourme (*Grassior pituita.*) (1).

En faisant la description superficielle de cette maladie, nous y distinguerons tous les phénomènes particuliers aux affections catarrhales en général.

Les jeunes chevaux, comme nous l'avons déjà dit, sont sujets à une affection particulière à leur âge et à leur espèce. (Abstraction faite des rapports qu'on peut trouver entre cette maladie et celles qu'on observe chez tous les jeunes sujets.)

Elle consiste en un état fluxionnaire de la tête dans toutes ses parties, au point que quelquefois elle augmente de moitié.

Toutes les membranes sont malades; mais c'est la pituitaire qui l'est le plus, sans doute par son degré supérieur d'organisation.

---

(1) La gourme paraît tirer son origine d'un mot gaulois *gormes*, qui signifie *pus* : les anciens ou confondaient la matière qui sort par les naseaux avec cette dernière substance, ou ils n'envisageaient la maladie que comme bornée à la tumeur située sous la ganache, laquelle renferme effectivement du véritable pus.

Quant à moi, je crois le mot gourme dérivé du verbe *grassari*. En admettant cette dérivation, il faut croire que pour faire allusion aux moyens que la nature emploie, on a dit qu'elle agissait ou *avec adresse* ou *avec cruauté*, suivant l'intensité des symptômes.

Il s'écoule par les naseaux une humeur en plus ou moins grande quantité ; elle est d'une couleur et d'une consistance variables et subordonnées au degré de l'inflammation.

Il y a une fièvre symptomatique de réaction, soumise également au degré d'inflammation. Les ganglions de l'auge sont engorgés, douloureux. Vers la fin de la maladie, le tissu cellulaire, participant à l'état des organes qu'il entoure, s'enflamme, et finit souvent par s'abcéder.

La conjonctive est aussi le siége d'une phlegmasie ; il y a épiphora ; quelquefois même les parties constituantes de l'œil participent à cette turgescence générale : alors les humeurs sont troublées, l'impression de la lumière est pénible, les paupières sont rapprochées l'une contre l'autre (elles sont tuméfiées) ; quelquefois, mais beaucoup plus rarement, cependant je l'ai observé, il se développe un catarrhe auriculaire. Dans cet état, l'animal tient la tête baissée ; il bave, surtout lorsque c'est pendant le travail de la dentition. Sa respiration est stertoreuse ; on est quelquefois obligé de pratiquer l'opération de l'hyovertébrotomie, sans quoi l'animal suffoquerait : dans ce cas, il y a un abcès de formé dans les poches gutturales. D'autres fois encore l'engorgement du tissu cellulaire de la face se continue jusqu'à la moitié supérieure de l'encolure, et même plus avant. On est souvent forcé de pratiquer dans ce dernier cas, et même dans le premier, la trachéotomie.

Si on explore les artères, on les trouve pleines, roulant sous les doigts qui les pressent; le pouls est dur, très-développé; l'animal est dans une grande anxiété. On observe assez souvent, dans cet état, des mouvemens convulsifs; il y a une sueur générale.

L'exposé de tous ces symptômes ne laisse aucun doute sur la nature de la maladie.

Dans cette *gourme*, qui est la plus aiguë, la plus maligne, il faut bien se garder d'ajouter foi au préjugé dangereux qui exclut la base de la méthode antiphogistique (*la saignée*); il faut se garder même d'attendre que la maladie ait fait autant de progrès. Dès son principe, la gourme s'annonce comme une maladie inflammatoire; il faut la combattre comme toutes les affections de cette nature, sans craindre le *préjugé répercuteur*.

Ainsi on saignera autant de fois que l'état du cheval le permettra; on le mettra à l'eau blanche, un peu tiède et nitrée; on lui fera des fumigations émollientes; on le tiendra chaudement. Si la ganache est engorgée, on y fixera une peau d'agneau, ayant soin, avant, de graisser la tumeur avec un onguent approprié. Tels sont les moyens généraux à employer.

Je les ai mis en usage sur plus de cent jeunes chevaux dans notre trajet de Paris à Madrid. J'ai été à même de reconnaître les bons effets d'une méthode que M. Girard fils m'avait conseillé de mettre en usage, et m'avait suggérée avant notre départ de Paris. Certes, j'aurais triomphé complètement, si, après une marche forcée pendant huit jours, les pluies froides de cette saison ne fussent venues compliquer les accidens. Enfin j'ai toujours eu la satisfaction de voir la plupart de mes malades réchappés d'une mort inévitable si j'eusse suivi l'opinion vulgaire de préférence aux conseils sages qui m'avaient été donnés.

La *gourme* est loin d'avoir toujours un ordre de symptômes aussi alarmans, le plus souvent même elle est bénigne ; quelques légères saignées dans ce cas, et un régime sévère, suffisent pour obtenir une terminaison heureuse.

La gourme maligne paraît être contagieuse comme toutes les affections de cette nature ; elle est contagieuse pour les jeunes chevaux qui ne l'ont pas encore eue, sans doute parce que chez eux il y a réellement diathèse.

De jeunes chevaux affectés de gourme maligne

gangréneuse l'ont communiquée à des chevaux adultes; mais l'état dans lequel se trouvaient ces jeunes animaux ne laisse aucun doute sur la nature de la terminaison de la *gourme*. Ce n'est pas l'affection primitive qu'ils ont communiquée, mais bien sa terminaison funeste qui, comme nous l'avons vu à la note de la page 10, et comme nous le verrons encore page 54, est essentiellement contagieuse, mais ne peut pas plus être confondue avec la *gourme* qu'avec la *morve*, desquelles elle diffère par trop de caractères.

La *gourme* peut dans quelques circonstances devenir chronique et dégénérer en *morve*: j'ai eu occasion de remarquer cette terminaison sur plusieurs chevaux d'un tempérament lymphatique, cette terminaison a été précédée d'une éruption farcineuse. Ces chevaux étaient entre cinq et six ans; cet âge assez avancé pourrait faire croire que j'ai pu me tromper sur la nature de l'affection primitive, mais je puis en garantir l'authenticité.

La *gourme* paraît être beaucoup plus commune dans le Nord et dans les climats tempérés, que dans les contrées méridionales. On a même été jusqu'à la révoquer en doute pour ces pays : quant à moi, j'ai vu en Espagne de jeunes chevaux en être affectés, vers le mois de septembre, aux environs de Madrid. Je fus même consulté par un des propriétaires à qui la maladie ne paraissait point inconnue : c'était un aubergiste, et ces gens-là, en Espagne, sont presque tous empiriques.

J'ai vu deux jeunes mulets, dans une des écuries de l'École vétérinaire de Madrid, qui étaient également affectés de gourme. Je m'informai auprès du directeur-adjoint, chargé des hôpitaux, si cette maladie était commune en Espagne : il me dit que oui ; mais que les mulets en étaient beaucoup plus souvent affectés que les chevaux. Cette réponse n'a pu m'étonner, 1°. parce qu'en Espagne il y a beaucoup plus de mulets que de chevaux ; 2°. parce que les premiers, marchant toujours en caravanes, sont susceptibles de se communiquer la maladie, que je crois très-contagieuse de jeunes sujets à jeunes sujets, en ce que chez ceux qui n'en ont point encore été atteints, il y a une véritable diathèse gourmeuse, si je puis m'exprimer ainsi.

Il serait curieux de savoir si en inoculant la matière qui coule par les naseaux des chevaux gourmeux, on pourrait prévenir le développement d'une gourme maligne : on ne l'a jamais essayé, sans doute parce que cette affection est généralement peu dangereuse.

J'ai comparé la gourme des chevaux fins avec celle des chevaux communs; j'ai cru trouver des caractères plus alarmans dans les derniers que dans les premiers, en ce que dans ceux-ci la marche en est prompte et les symptômes réellement moins intenses que dans les chevaux d'une race commune.

De la Morve (*Mucus*) (1).

Qu'est-ce que la *morve?* Telle est la question qu'on s'entend poser à chaque instant.

La *morve*, *mala pituita nasi*, est une ex-

---

(1) Cette maladie parait fort ancienne. Vegèce, qui écrivait en 380, parle d'une affection qui semble en avoir tous les caractères: *Morbus humidus*, *profluvium atticum*, *mallus humidus*. Vegetii, *Malo medicina*, lib. I, chap. 3.

Une foule d'hippiatres et de vétérinaires ont écrit sur la morve; il serait même ennuyeux de les énumérer. Lafosse, parmi les auteurs du dix-huitième siècle, est celui qui l'a le mieux décrite.

Un ouvrage généralement estimé des médecins et des vétérinaires, et se trouvant entre les mains de tous les hommes amis de la science, est sorti en 1817. Nous le devons à M. Dupuy, professeur à l'Ecole royale Vétérinaire d'Alfort. (*Affection tuberculeuse*, 1 vol. in-8o., 1817.

M. Morel, tout nouvellement, a fait sortir un Mémoire sur la morve, qui a généralement donné de lui l'idée qu'on doit avoir d'un vétérinaire instruit.

M. Rodet, vétérinaire aux hussards de la Garde, vient d'émettre une opinion qui est loin d'être à rejeter, comme semble le prouver la nature de la maladie, eu égard à quelques caractères.

pression qui d'abord devrait être proscrite du langage médical vétérinaire, en ce qu'elle ne rend nullement l'idée d'une maladie déterminée ; c'est un symptôme commun à plusieurs affections. (Je me trouverai cependant forcé de lui conserver cette dénomination dans le courant de ce Mémoire.)

C'est une espèce de catarrhe chronique *sui generis*, une véritable phthisie de la pituitaire.

Je crois donc devoir considérer la *morve* comme une *phthisie* de la membrane pituitaire.

Le mot phthisique, pris dans sa véritable racine, φθίω, nous rend fort bien l'idée que nous nous faisons de la *morve :* les mots latins *phthysis* et *tabes* également.

Comme dans la phthisie pulmonaire de l'homme, presque toujours la *morve* est précédée d'un écoulement passif sanguin par les naseaux.

Comme dans l'espèce humaine, le cheval affecté de la *morve*, à sa dernière période, devient étique.

Comme dans l'espèce humaine, elle peut être congéniale, accidentelle. J'ignore si elle est héréditaire; quelques expériences faites à ce sujet sembleraient prouver que non.

La phthisie de la pituitaire peut reconnaître

pour cause le catarrhe le plus simple comme le plus aigu ; cela dépend d'une foule de circonstances déjà citées, dépendantes de la nature des causes déterminantes, de *l'idiosyncrasie* du sujet, et de la *diathèse* qui existe chez l'individu.

Nous avons vu la marche différente de la même maladie considérée sur la même espèce ; nous avons également vu les mêmes causes déterminer des accidens *sporadiques*, *enzootiques* et même *épizootiques*.

Remontons à ces circonstances et déduisons des conséquences : que dirons-nous de la maladie qui nous occupe ? qu'elle peut être *accidentelle*, comme elle peut être *constitutionnelle* ou *essentielle*. J'appuie sur cette dernière opinion, en admettant, du reste, les causes prédisposantes et occasionelles.

Il est des cas où la *morve* peut se déclarer chez un individu où elle n'était point innée. Ainsi, un cheval se trouve placé dans des circonstances propres à faire éclore un catarrhe : l'inflammation d'abord peut se borner aux capillaires sanguins ; si elle existe long-temps, les capillaires lymphatiques participeront à l'état inflammatoire ; leurs glandes seront soumises au même état par leur rapport direct.

Pour peu, dans ce cas, que l'animal ait un tempérament lymphatique, l'inflammation des vaisseaux de ce système sera inévitable, et succédera même à celle naguère établie.

Dans ce dernier cas, la maladie change de nature. Avant elle était lente, sans être chronique, parce que le système sanguin contrebalançait la tendance qu'ont les vaisseaux blancs à contracter une inflammation concomitante.

Les capillaires sanguins, pour ainsi dire, cèdent leur état aux lymphatiques, si leur inflammation a duré long-temps et prenait un caractère chronique. On voit fort souvent exister, aux points où elle était développée, des callosités rougeâtres disséminées çà et là, ou bien placées les unes à côté des autres.

Voilà maintenant un catarrhe établi sur la pituitaire, mais précédé par une affection semblable existant sur un ordre de vaisseaux différent. Qu'arrive-t-il? La maladie n'a pas changé de caractère, puisqu'avant, déjà, elle était chronique; sa nature seule est changée: la différence sera tellement sensible que, dès le moment qu'elle existera, on verra éclore des symptômes non équivoques d'une maladie toujours funeste, puisqu'elle est incurable.

Voilà donc la phthisie dans son principe; et consécutive à une inflammation chronique des capillaires sanguins.

A cette période l'animal ne ressent pas les effets de la maladie qui règne dans son économie, il conserve sa gaîté naturelle, son embonpoint; l'appétit est toujours le même. En général, dans l'affection primitive on voit rarement un dérangement notable dans l'ordre des fonctions. Pour que cela fût, il faudrait que le catarrhe présentât un caractère tout à fait opposé.

En supposant la *morve* se développant de cette manière, j'ai cru inutile de parler des différens symptômes, ce serait répéter, mot pour mot, ce que j'ai dit en traitant des catarrhes en général.

Occupons-nous de *la morve* existant avec tous ses caractères, et voyons si elle doit être réellement considérée comme une phthisie de la pituitaire, voyons surtout si on n'a pas exagéré sa prétendue contagion, autant que sa prétendue existence.

Nous avons vu précédemment que les catarrhes de la pituitaire pouvaient être bornés ou plutôt consécutifs à une inflammation des capillaires sanguins de cette membrane, de même qu'ils pouvaient aussi reconnaître pour cause l'inflammation des glandes et des vaisseaux lymphatiques de la même membrane.

Nous allons considérer ici la phthisie pituitaire comme essentielle et spontanée, et ayant son siége dans les glandes et les vaisseaux lymphatiques de la muqueuse nasale.

Nous prendrons pour type de comparaison un cheval d'un tempérament lymphatique ; les symptômes que nous allons observer, sous le rapport physiologico-pathologique, nous présenteront des différences bien marquées comparativement avec ceux des catarrhes chroniques, confondus trop souvent avec la morve (1). Rien ne prouve que ces derniers se seraient développés si une cause n'avait pas agi.

Dans la première affection, au contraire, rien n'aurait pu l'empêcher, seulement elle peut

---

(1) J'ai eu l'occasion de voir des chevaux affectés de catharre chronique peu grave, être victimes du malheureux préjugé contagieux : ils ont été abattus comme *morveux*. Si la mesure était prudente, elle était bien onéreuse, et serait souvent funeste aux propriétaires. Quant à moi, depuis, j'en ai traité de plus malades qu'eux et je les ai guéris ; certes ils n'étaient point *morveux*, bien qu'ils présentassent quelques caractères de *morve*. (*Saignées*, *vésicatoires aux joues*, *sétons au poitrail ou à l'encolure*, voilà les premiers moyens mis en usage ; ensuite, sept ou huit jours après, *opiat composé de camphre, de carbonate d'ammoniaque, excipient miel.*) J'ose attribuer la guérison plutôt aux *saignées*, aux *vésicatoires* et aux *sétons*, qu'aux médicamens.....

avoir été hâtée par une cause occasionelle assez puissante pour en décider l'invasion. Ou bien elle s'est déclarée spontanément.

Un cheval adulte, le plus ordinairement, et pris dans une race commune, présentera, pendant l'incubation de la phthisie, des ulcères aux extrémités, se déclarant sans aucune cause capable de les faire naître, ou bien ils seront occasionés par un enchevêtrure, une atteinte, etc.

Ces ulcères sont plus ou moins difficiles à guérir, ils résistent souvent aux traitemens les mieux raisonnés.

L'animal qu'ils affectent est d'un tempérament lymphatique, il a la chair molle, la peau épaisse, souvent calleuse, les poils piqués, les membranes apparentes, pâles; le moindre exercice suffit pour déterminer, chez lui, une sueur abondante; à l'écurie même ces chevaux-là suent. C'est une véritable transsudation cadavérique, ou mieux une exhalation passive de l'humeur perspiratoire.

Les exhalans, dans cette circonstance, ressemblent à de véritables conduits inertes qui laissent échapper le liquide qu'ils contiennent, lorsque leurs bouches sont ouvertes. Tel est l'état de la peau et des membranes dans les animaux à tempérament lymphatique : ils ne ressentent plus l'action des fluides ou leur contact ; *ergo*, ils ne peuvent réagir sur eux. Ici on trouve la source des exhalations passives en général.

Les animaux chez lesquels de semblables phénomènes s'observent, sont souvent plus voisins de l'éthisie que de l'embonpoint, tant par leur constitution propre que parce qu'ils mangent peu ; ou bien, s'ils mangent beaucoup, les organes, chargés de choisir parmi les alimens les principes les plus propres à la nutrition, sont dans un état de somnolence qui leur fait tout oublier.

Nous voyons d'avance quelle différence il doit exister, sous le rapport des symptômes, entre cette phthisie et l'accidentelle, où on voit l'animal presque aussi bien portant le jour qu'on le fait abattre, qu'aux premiers temps de l'invasion de la maladie, ce qui semblerait être incompatible avec le mot employé pour désigner l'affection ; mais il est vrai que non-seulement cette espèce de phthisie est rare, mais qu'encore la plupart des chevaux sacrifiés ne le sont réellement pas.

Dans les régimens de cavalerie un œil observateur ne peut laisser échapper des faits aussi spécieux.

Il arrive que dans les revues de santé des chevaux, passées dans les corps de cavalerie, on ne trouve rien. Le lendemain, un soldat vous présente son cheval : il jetera plus ou moins abondamment une humeur qui varie et est presque toujours éliminée facilement dans son principe. Elle est sans odeur, et plus disposée à s'acidifier qu'à se putréfier.

Les ganglions lymphatiques sous-linguaux sont engorgés et plus ou moins douloureux, sans adhérence. L'état du cheval est apyrétique; la pituitaire est pâle ou blafarde. Il y a bien quelques légères traces de phlogose, mais elles ont une teinte d'un rouge brunâtre. Les sinus veineux, ordinairement gorgés de sang, donnent à la pituitaire une teinte obscure, un aspect livide. La conjonctive est pâle; et les yeux, larmoyans, semblent ne plus recevoir l'impression de la lumière. Voilà des signes vraiment adynamiques, et ne laissant aucun doute sur la nature de la maladie qu'ils précèdent, et qui devrait être peinte sur le tableau où se trouvent rangées toutes les affections ayant leur siége dans le système lymphatique.

Comparons l'état de ce cheval avec celui chez qui la phthisie se déclare accidentellement.

Moyens curatifs ordinairement employés, et que réclame l'état du cheval qui nous occupe.

Sétons, vésicatoires à la joue ; à l'intérieur, *oxide d'antimoine*, *carbonate d'ammoniaque*, *camphre*, les purgatifs, les diurétiques, etc. ; tels sont les moyens les plus généralement mis en usage. Les préparations mercurielles ont été préconisées ; une foule de formules ont été employées ; on a fait plusieurs révolutions dans les pharmacies, et jamais on n'a pu dire : J'ai guéri. On fumige aussi avec différentes substances résino-aromatiques, chargées d'un principe quelconque ayant une propriété excitante, mais plus ou moins durable (1).

Cette conduite thérapeutique dure quelquefois des mois entiers sans que la maladie

(1) L'action de ces stimulans, en général, est vive et peu soutenue ; cependant les propriétés vitales, assez mobiles, se concentrent vers la partie irritée et s'y exaltent. Les excitans cessant bientôt d'agir, les fluides abandonnent promptement les solides, et la partie se gangrène. Il faudrait donc employer des irritans qui agiraient avec persévérance, afin de maintenir plus long-temps l'action qu'on cherche à obtenir.

prenne une marche déterminée ; cela varie d'une manière étonnante.

En général, on doit, eu égard à son caractère plus ou moins adynamique, envisager la *morve*, sous le rapport thérapeutique, comme une phlegmasie chronique : cette épithète en impose quelquefois au point qu'on néglige de saigner dans le début des affections de cette nature, on se borne dans ce cas aux sétons, aux fumigations et à quelques médicamens administrés le plus souvent sans succès.

J'ai eu occasion de traiter une assez grande quantité de chevaux considérés comme *douteux* (1), entrant à l'infirmerie avec une inflammation chronique de la pituitaire d'un seul ou des deux côtés à la fois, presque toujours avec l'engorgement non adhérent des

---

(1) L'expression de douteux est aussi erronée que funeste, en ce que souvent, sous la plus simple suspicion, un cheval est considéré comme tel : souvent cet animal est placé avec des chevaux réellement morveux ; et là il est, pour ainsi dire, oublié, les soins qu'on lui donne deviennent insuffisans, et le mal fait des progrès rapides. Je mets en fait que ce mot insignifiant a fait sacrifier une infinité de chevaux, qui auraient échappé à la mort, s'ils eussent été considérés comme affectés de simples catarrhes n'offrant nullement un caractère alarmant.

On doit surtout reprocher cette légère conduite aux chauds partisans de la contagion, en ce qu'elle est tout-à-fait contradictoire avec leur opinion.

ganglions de l'auge. Diète, saignées répétées deux, trois à quatre fois, suivant l'état de l'animal, son tempérament, son âge, etc., etc., sétons au col ou au poitrail, vésicatoires sur les joues, après avoir préalablement rasé les poils. J'ai presque toujours obtenu de bons résultats avec cette simple méthode, résultats que l'on obtient rarement lorsque l'on se borne à médicamenter.

Il arrive quelquefois que des exsutoires, placés, soit au col, soit au poitrail, fournissent avec plus ou moins de peine du pus de mauvaise nature ; ou plutôt ce n'en est pas, c'est une matière purulo-sanguinolente, d'un aspect ichoreux ; quelquefois même jamais le pus blanc épais qui caractérise le pus cellulaire, ne s'établit. (*Mauvais pronostic.*)

Je dirai en passant, qu'en médecine vétérinaire on abuse quelquefois des bons effets qu'on retire des sétons, soit qu'on les laisse subsister trop long-temps et qu'on les retire sans précaution, ou bien qu'on les applique inconsidérément dans toutes les maladies.

Dans le premier cas, la partie ou la région du corps où le point d'irritation a été établi, peut, si le corps étranger y reste trop long-temps, prendre tous les caractères de l'ulcère :

si, dans ce cas, on supprime le séton sans précaution, comme je l'ai vu faire, à quels accidens l'animal ne sera-t-il pas exposé? Qu'il contracte, à la suite d'une telle imprudence, une maladie grave, où ira-t-on chercher la cause de son développement? Dans la contagion, si la maladie est réputée contagieuse. Que penserait-on d'un médecin qui supprimerait un cautère chez l'homme, sans préalablement avoir préparé la nature à se passer de la voie par laquelle elle se débarrassait d'une foule d'humeurs? Pour un vésicatoire seulement, quand il a resté quelque temps, on prend des précautions, et en général on tremble quand il faut fermer une voie quelconque par laquelle des humeurs ont coulé pendant un certain temps. Sous ce rapport, il en est des exsutoires établis par les médecins, comme de ceux établis par la nature; on ne saurait trop prendre de précautions quand on veut les faire cesser.

Dans le second cas, on passera des sétons dans une affection farcineuse. Qu'arrive-t-il le plus ordinairement? Qu'il se développe des boutons de farcin à l'endroit où on a passé le ruban. (*Expérience.*)

Revenons à notre sujet. La matière écoulée

par les naseaux peu à peu change de caractère; elle devient plus épaisse, opaque, et tient quelquefois en suspension des filets sanguins. Son élimination vient de plus en plus difficile, elle s'attache autour des naseaux, et, si on l'y laisse séjourner long-temps, elle finit par corroder la peau très-fine à cet endroit, comme autour de toutes les ouvertures naturelles.

Les ganglions engorgés consécutivement, sont plus durs, moins douloureux qu'au début. Le tissu cellulaire qui les environne a participé à leur état, il perd bientôt la plupart de ses propriétés de tissu, il s'émacie, les ganglions alors s'accollent le long de la face interne des branches supérieures de l'os maxillaire inférieur (1).

Nous touchons au moment où il s'opère un véritable mouvement putride; une infinité de glandes deviennent un véritable foyer purulent;

---

(1) Quelques vétérinaires ont l'habitude d'appliquer des onguens fondans, le feu même, sur les ganglions affectés ainsi d'une manière sympathique, *qui bono?* Espèrent-ils guérir? Je les crois plus rationnels, en ce qu'ils doivent savoir que cet engorgement n'étant qu'une conséquence de l'inflammation de la pituitaire, n'importe quel soit son caractére, dés le moment qu'elle a cessé, l'engorgement disparaît. Il est cependant des cas où l'engorgement subsiste quand la cause est détruite; c'est qu'alors l'affection principale ayant duré long-temps, les ganglions sont restés à l'état d'induration.

des ulcères, des tubercules, se développent tant sur la pituitaire de la cloison nasale que sur celle des cornets. Enfin c'est, pour ainsi dire, une fonte cancéreuse, qu'on me passe cette idée; mon opinion n'est nullement de l'appuyer.

Quoi qu'il en soit, la matière qui s'écoule a de nouveau changé de caractère; elle est purulente, ichoreuse, fétide, c'est la réduction en putrilage des glandes et des vaisseaux lymphatiques.

Mais qu'est-il donc arrivé aux capillaires sanguins pendant la durée des symptômes que nous venons d'observer, pour que leur action soit presque nulle et ne cherche pas à repousser la cause qui tend à détruire leur membrane respective? Leur sensibilité serait-elle tellement détruite qu'ils ne se trouveraient plus en rapport avec le fluide qu'ils charrient? Ou bien, en raisonnant d'une manière peut-être un peu trop hypothétique, sont-ils comprimés par les glandes muqueuses engorgées, de manière à ne plus pouvoir recevoir le sang?

Dans cet état, on fait abattre le cheval plutôt comme mesure sanitaire que parce qu'on ne peut plus l'utiliser; quoique, lorsque la phthisie est parvenue à cette période, et qu'elle est constitutionnelle, l'animal soit propre à bien peu de chose. Dans la *morve* accidentelle, ou consécutive à un catharre chronique, il en est tout autrement : le cheval peut travailler et rendre encore de bons services, puisqu'il a conservé presque toute sa vigueur et son embonpoint. La majeure partie des chevaux sacrifiés sont en bon état, en ce que, si la *morve* existe, elle n'est pas toujours aussi avancée quand on les fait tuer.

On a vu assez souvent la nature triompher seule, et des chevaux qui avaient été abandonnés guérir au bout d'un certain laps de temps.

La nature semble se jouer de nos plus beaux raisonnemens, elle détruit souvent en une heure ce que nous n'avons pu vaincre en plusieurs mois. S'il y a quelques exemples de guérison de la phthisie de la pituitaire, ce n'est pas par les vétérinaires : ceux qui disent l'avoir guérie ont sans doute confondu avec elle quelqu'autre espèce de catarrhe chronique. Il est sans doute réservé au hasard de découvrir le spécifique de cette maladie.

AUTOPSIE.

Cavité thorachique. Les poumons sont ordinairement sains ; si parfois ils sont légèrement affectés, c'est une affection ancienne, indépendante de la phthisie pituitaire : telles sont les adhérences qui existent entre la plèvre pulmonaire et la plèvre costale. Rien de remarquable dans les organes circulatoires.

Cavité abdominale. Le foie, la rate, les reins, et, en général, tous les viscères renfermés dans cette cavité, n'offrent rien de remarquable (1).

Tête, cavités nasales et crânienne. Rien de remarquable dans la cavité du crâne.

La pituitaire est ordinairement très-épaisse ; quelquefois elle a deux à trois lignes d'épaisseur dans les sinus. Elle est désorganisée sur quelques points de sa surface ; les os papyracés, formant la base des cornets, sont assez souvent cariés. La cloison médiane cartilagineuse présente aussi cette lésion, et même quelquefois elle est perforée ; de plus, quand la phthisie a été précédée par une inflammation chronique de la pituitaire qui la recouvre, et

(1) Qui a donc pu suggérer aux anciens hippiatres l'idée que la morve était une humeur tirant son origine de la rate, des poumons, du foie ou des reins ? Peut-être l'auront-ils vue quelquefois compliquée de l'affection d'un de ses organes, et auront-ils pensé que cette maladie avait pu la déterminer. SOLLEYSEL, *Parfait Maréchal*, 1 vol. in-4°., 1744.

que cette inflammation a duré long-temps, on observe des points d'ossification, tantôt miliaires, tantôt disposés par plaques plus ou moins étendues.

Ce phénomène a été observé attentivement par M. Dupuy, professeur à l'école vétérinaire d'Alfort ; il est le premier qui en ait parlé.

Linflammation s'est donc communiquée au cartilage, et le sang a été appelé en assez grande abondance dans des vaisseaux où, avant, à peine était-il aperçu; en assez grande abondance, dis-je, pour déterminer l'ossification qui, comme dans la naturelle, s'est effectuée par tous les phénomènes qui lui sont particuliers. Ainsi, 1°. l'inflammation de la pituitaire a d'abord déterminé une irritation sur la cloison cartilagineuse ; 2°. l'irritation a appelé le sang vers le point irrité; 3°. le sang précurseur et véhicule de l'ossification a charrié les matériaux qui forment la base de l'os. (*s. p. de chaux*, *et s. c. calcaire.*) Voilà des phénomènes accidentels, il est vrai, mais qui sont tout-à-fait analogues à ceux observés dans le troisième temps de la formation des os, c'est-à-dire, lorsque de l'état cartilagineux ils passent à l'état osseux.

Les sinus sont remplis de matière qui a assez d'analogie avec celle qui s'écoule pendant la durée de la maladie. Elle en diffère cependant, en ce que toujours il n'y a pas de chancres sur la membrane qui la fournit, ni carie des lames ou semi-cloisons qui concourent à la formation des sinus. C'est simplement de la matière muqueuso-purulente, qui, en sortant des réservoirs où elle était renfermée ou déposée, s'est mêlée avec la matière produite par la décomposition des organes situés dans l'une des cavités nasales, ou dans les deux à la fois, suivant que la phthisie soit bornée à un côté, ou les affecte ensemble.

Il y a une différence tranchée entre le mode inflammatoire, soit aigu, soit chronique, de la membrane des sinus, et celui de la pituitaire.

Cette différence dépend du degré de supériorité de cette dernière, sous le rapport organique, aussi a-t-elle des fonctions beaucoup plus étendues que la membrane transparente des sinus.

Telles sont les lésions anatomico-pathologiques observées dans la phthisie portée à son maximum d'intensité.

La position oblique de la tête ne permet pas à l'humeur renfermée dans les sinus de s'écouler facilement, c'est autant ce qui a déterminé Lafosse à pratiquer l'opération du trépan, que sa manière d'envisager la maladie (locale). L'opération de la trépanation complique l'affection, augmente les symptômes. Aussi les bons effets qu'on peut en tirer se trouvent-ils détruits.

Quelques vétérinaires pratiquent cette opération pour traiter de simples catarrhes avec plus de facilité. A quoi servent des moyens aussi vigoureux? plutôt à aggraver le mal qu'à en hâter la guérison. Pourquoi ne pas se borner aux moyens généralement mis en usage dans cette circonstance? ce serait, il me semble, être beaucoup moins ridicule. Ou bien est-ce pour en imposer et faire croire qu'ils ont guéri la *morve?* Cette dernière opinion n'est pas sans fondement.

La phthisie pituitaire accidentelle arrive presque toujours à son maximum avec le cortége de symptômes particuliers aux catarrhes. En général, depuis la plus légère inflammation de la pituitaire, jusqu'à sa dégénérescence chronique, il est fort rare que dans cette phthisie accidentelle les symptômes soient aussi alarmans que dans la précédente.

Quelquefois on guérit un catarrhe chronique simple, et au bout d'un certain temps la phthisie se déclare : dans ce cas elle est toujours accidentelle, mais ses causes étant éloignées et congéniales, le catarrhe ne semble avoir disparu que pour aller prendre des armes, avec lesquelles il est toujours certain de résister à l'action qui tendra à le détruire.

Maintenant la *morve* est-elle locale, ou est-ce une affection reconnaissant un principe circulant dans la masse générale des fluides? cette question n'est pas des plus faciles à résoudre.

Qu'entend-on par maladie locale? une affection qui est bornée à une région, et qui peut se traiter par les topiques. Car pour moi toute lésion existant sur un seul organe, mais entraînant des phénomènes généraux et une série de méthodes curatives, est générale.

Qu'un instrument quelconque détermine ou une coupure, ou une piqure, etc., voilà une affection locale qui, si elle est considérable, ne réclamera guère qu'une méthode antiphlogistique; mais on ne médicamentera pas.

Certaines maladies regardées comme locales, le cancer, la syphilis, etc., réclament la combinaison des deux traitemens locaux et généraux; et ces maladies, d'abord locales, entraînent presque toujours, la première surtout, des accidens généraux, si elles durent longtemps, tandis que pour la *morve* il en est tout autrement. Elle existe seule, et toujours seule, comme le prouvent les autopsies qu'on fait tous les jours.

Enfin, tout est mystère dans cette malheureuse affection, et raisonner plus long-temps sur un sujet aussi obscur, serait s'enfoncer dans un labyrinthe dont les nombreux détours ne permettraient plus d'en sortir.

Tenons-nous-en donc à notre dernière opinion, la *morve* est une *phthisie* de la membrane pituitaire reconnaissant pour causes une infinité d'accidens.

Ce qu'il y a de certain, c'est qu'elle est moins commune dans le midi que dans le nord; ce qui vient encore à l'appui des vétérinaires qui la regardent comme une affection des lymphatiques et de leurs organes respectifs (1).

---

(1) Dans le midi, on observe assez souvent, et j'en ai été témoin en Espagne, l'inflammation gangréneuse (coryza gangréneux) confondue avec la *morve*, comme nous l'avons vu au commencement de ce Mémoire.

Cette maladie est éminemment contagieuse, et prend parfois un caractère épizootique; mais, le plus souvent, elle est enzootique et toujours très-meurtrière. Il est impossible de la confondre avec la *morve*; une foule de symptômes lui sont tout-à-fait particuliers, tels que la fièvre générale, l'engorgement considérable de la tête, des ouvertures nasales surtout, de la quantité innombrable d'aphtes gangréneux répandus sur la surface de la membrane pituitaire, etc., etc.; les deux naseaux sont ordinairement malades à-la-fois, du moins

Les ulcères des extrémités (*eaux aux jambes*), la morve, etc., etc., sont aux chevaux communs, élevés dans un pays bas et humide, ce que sont les diverses éruptions et autres maladies reconnaissant pour cause un excès de vitalité, aux chevaux et aux mulets considérés dans les pays méridionaux.

A entendre raisonner une foule de personnes, rien n'est si connu que la *morve*; partout surtout on chante sa contagion. Du moins telle est l'opinion générale, la combattre ne serait pas une tâche facile à remplir.

Quant à moi, mon opinion est qu'on exagère trop sa prétendue communication, et que dans une foule de circonstances on en a même abusé pour faire tort à des hommes bien innocens, sans doute, mais en contravention aux règlemens.

Je vais prouver bientôt qu'on la juge contagieuse à tort, et que la plupart des causes qui en provoquent le développement sont éloignées, et en imposent aux hommes, qui ne voient que de la manière dont ils sont affectés.

---

tous ceux que j'ai vus présentaient ce phénomène. Enfin, il existe encore bien des complications qu'on ne rencontre jamais dans la *morve* proprement dite; complications qui rendent le cheval impropre à aucun service, et le conduisent toujours à une mort certaine et prompte.

La réputation d'un vétérinaire, la position dans laquelle il se trouve, les réglemens sévères établis relativement aux maladies contagieuses (1), doivent lui faire sacrifier son opinion à l'opinion générale. Qu'il se garde bien de dire avec Cicéron : *Decoris causâ adeunda sunt quævis pericula.* Tel homme jouissant d'une bonne réputation et justement méritée, sera assez peu sage pour agir comme si tout le monde pensait comme lui. Tel autre, au contraire, plus passif, mais moins instruit, aura plus de prudence et se fera une réputation difficile à détruire (*serpet humi, tutus nimium*), tandis que le premier aura souvent la sienne perdue pour toujours.

Beaucoup de vétérinaires recommandables pensent que la morve n'est pas contagieuse, l'expérience et le raisonnement leur ont prouvé; mais plus sages qu'enthousiasmés, ils diront aux jeunes vétérinaires :

« Gardez-vous de ne pas séparer aux plus » légers symptômes que vous apercevrez, » vous seriez perdus ; n'oubliez pas que votre

(1) Autrefois il fallait brûler tous les harnois; les ustensiles d'écurie, tout était sacrifié : des pertes aussi considérables firent ouvrir les yeux. Aujourd'hui, plus éclairé, on est moins sévère ; peut-être un jour le sera-t-on encore moins.

» existence est entre les mains des hommes
» qui vous emploient ; méfiez-vous surtout de
» ceux qui vous entourent ; sachez que l'envie et la jalousie sont l'apanage des hommes
» qui s'enrichissent des dépouilles des autres,
» et malheureusement il y en a beaucoup. »

Je vais me permettre une légère digression, sans trop cependant m'éloigner de mon sujet; elle tendra à prouver le caractère véritable de la morve.

Les maladies sont :

Sporadiques. Ce sont celles qui s'offrent à nous journellement ; elles sont dispersées çà et là, et ne sont funestes, quand elles sont graves, qu'aux animaux qu'elles affectent ; les maladies congéniales et héréditaires s'y trouvent rangées.

Contagieuses. Dans celles-ci, il se fait une transmission de la maladie par contact immédiat et médiat. Ces maladies sont locales et générales. Toutes ne pénètrent pas, ou du moins leur *virus*, dans le torrent circulatoire, par l'absorption qui se fait à travers l'épiderme ; quelques-unes, si on veut les inoculer, nécessitent le soulèvement de ce corps.

Par contact immédiat. Le virus est déposé sur un des points de l'économie d'une manière quelconque, il est absorbé et porté dans le torrent de la circulation.

Par contact médiat. Les harnois, en général tout ce qui a pu servir à un animal infecté peut communiquer la maladie à tout ce qui l'entoure. Les maladies miasmatiques se communiquent ainsi, et le plus ordinairement ont l'air pour véhicule.

Enzootiques. Elles attaquent à la fois plusieurs animaux de la même espèce, mais dans un terrain circonscrit.

Epizootiques. Ces dernières frappent une foule d'individus et même quelquefois d'espèces différentes; elles étendent au loin leurs ravages; elles dévastent des cantons, des provinces entières.

Tous les catarrhes un peu intenses, qu'ils soient consécutifs à une affection, comme dans la maladie des chiens et dans la clavelée, ou qu'ils soient affections principales, tous, dis-je, fournissent une matière qui varie depuis le mucus le plus pur jusqu'au pus le plus sanieux.

Qu'on compare les propriétés physiques de celui des catarrhes essentiels avec les mêmes propriétés de celui des catarrhes consécutifs, rien de particulier ne s'observera. Il serait curieux de savoir si, en l'analysant, on trouverait des différences dans les propriétés chimiques.

Les chevaux *morveux*, regardés comme suspects de contagion, et abattus comme tels, n'ont pas toujours les os cariés ni la membrane ulcérée dans toute son étendue : dans ce cas, la substance qui s'écoule par les naseaux ressemble en tout à celle des catarrhes en général : si on admet la contagion, il faut donc admettre aussi un principe particulier qu'on appellera *virus*.

De toutes les affections catarrhales, il en est une, contagieuse sans contredit, et c'est la syphilis. Elle ne paraît communiquer son principe virulent qu'à ses périodes aiguës. Chronique, elle a perdu ses propriétés contagieuses, du moins elles sont considérablement diminuées. Il en serait donc tout autrement de la morve, qui est une maladie chronique, et qui, au contraire, passe pour être très-contagieuse (1).

---

(1) « La morve est beaucoup plus commune chez les chevaux » adultes et chez les vieux chevaux que chez les jeunes sujets. Ces » derniers, cependant, ont leur système absorbant jouissant d'une » énergie supérieure à celle dont jouissent les semblables organes » considérés à des époques plus avancées ; aussi les jeunes sujets, en » général, sont-ils très-susceptibles à gagner les maladies conta» gieuses, n'importe par quelle voie elles pénètrent dans leur éco» nomie. »

Pourquoi donc, si la morve est contagieuse, les vieux sujets se-

Admettons pour un moment le principe virulent. Comment se rendre compte des circonstances où la morve se déclare dans une écurie assez spacieuse, d'abord sur un individu, puis, quelques jours après, sur un autre, mais éloigné du premier? les plus voisins de celui-ci resteront sains, d'autres placés aux extrémités seront affectés.

La *morve* est-elle contagieuse? Jusqu'ici je la crois enzootique. Une même cause a agi, mais n'a frappé que les animaux chez lesquels il y avait diathèse; si on ne s'empresse de la découvrir, afin de la faire cesser, elle étendra ses ravages, et plusieurs chevaux seront victimes. Si, en commençant, deux chevaux placés à côté l'un de l'autre sont frappés à quelques jours de distance, on ne manquera pas de dire que le premier a communiqué la maladie au second, ainsi de suite. Si une cause générale, enzootique, étend anomalement ses ravages, ou bien qu'elle paraisse amener plusieurs espèces d'affections non contagieuses, tous les chevaux contracteraient des maladies les uns après les autres, qu'à peine on y fera attention (1).

---

ront-ils plus aptes à la contracter que les jeunes? Qu'opposera-t-on à ce raisonnement physiologique?...

(1) Dans le printemps de 1824, à l'École-Militaire, une douzaine

C'est plus souvent ainsi, comme nous l'avons dit plus haut, que la *morve* se déclare dans un régiment, que par les voies contagieuses. Tous les animaux sont bien frappés à la fois par la cause; mais tous n'ayant pas la même force à opposer à l'ennemi qui tend à les détruire, il en résulte que les plus faibles sont atteints les premiers, les plus forts résistent plus long-temps, et passent pour être les victimes des premiers malades, surtout lorsqu'ils cohabitent ensemble.

Le plus ordinairement, lorsque la *morve* est sporadique, elle est congéniale, ou encore l'effet d'une répercussion. Dans les deux cas elle se se déclarera spontanément. Dans le premier, assez souvent, un léger catarrhe suffira pour la faire éclore. Dans le deuxième, supposons des chevaux affectés d'un vice dartreux, de gale, ou d'eaux aux jambes anciennes : ayant l'intention

---

de chevaux furent atteints d'ophthalmie très-intense; les parties constituantes de l'œil étaient malades : quelques-uns perdirent la vue, d'autres furent guéris. Cette espèce d'enzootie étonna, mais n'épouvanta pas, en ce que l'ophthalmie n'est pas contagieuse. Mais si la cause qui a agi avait attaqué la membrane pituitaire au lieu de la conjonctive, qu'aurait-on dit en voyant de jour en jour l'affection se propager? que la morve était contagieuse.

Nous avons cherché la cause et avons cru la trouver dans le manque de ventilateur dans les écuries; nous avons fait déboucher les fenêtres, et les effets ont cessé.

de s'en défaire, et ne voulant pas les mener en foire dans cet état, on répercute. L'acquéreur ignore que les chevaux qu'il a achetés ont été placés dans des circonstances capables de faire éclore une maladie quelconque. Alors, au bout d'un temps plus ou moins long, un des chevaux achetés aura ou une affection de poitrine, ou la *morve*, etc. Prenons cette dernière maladie, en supposant toujours que par son tempérament le cheval était plus disposé à la contracter qu'un autre. La *morve* suit ses périodes avec plus ou moins de rapidité : on sépare ; mais au bout de quelques jours le cheval qui était à côté du morveux le devient aussi, pourquoi? La morve est donc contagieuse? Non ; nous devons nous rappeler que ces deux chevaux avaient eu des affections qu'il est toujours dangereux de répercuter, et que si tous deux ils ont la même maladie, c'est que probablement ils ont le même tempérament.

Le propriétaire qui n'a pas de connaissances en médecine ne s'amuse pas à faire tous ces raisonnemens ; il dit : la morve est contagieuse.

Cette opinion générale a été souvent la cause d'accidens fort graves : bien pénétré de la contagion, on a souvent oublié les causes. On se bornait à séparer, à abattre, à brûler, à remplacer, et à abattre et brûler de nouveau. Quelles pertes pour un propriétaire! A des vétérinaires instruits était réservée la découverte de la véritable cause, qu'ils trouvaient dans le genre de service, dans les fourrages ou les eaux, ou enfin, et surtout, dans la mauvaise construction des écuries, etc. Si, dans un établissement aussi mal distribué, il existe des chevaux de race commune à tempérament lymphatique, à diathèse phthisique, ils seront indubitablement *morveux* : que dirons-nous encore ici? Que la *morve* n'est pas contagieuse; qu'elle est enzootique.

L'écarisseur qui, tous les jours, enlève des chevaux *morveux*, et qui chez lui les laisse sans précautions avec ses chevaux... Depuis vingt ans il n'a jamais eu un cheval *morveux* lui appartenant... Qu'on lui demande si la morve est contagieuse? il dira : non.

Il paraît qu'autrefois, beaucoup plus qu'aujourd'hui, on craignait la contagion; des hippiatres même, et fort recommandables, la croyaient contagieuse : dans leur conscience, ils conseillaient de prendre des précautions qu'aujourd'hui bien des vétérinaires ne recommandent que pour se mettre à couvert. C'est aux anciens maréchaux experts et hippiatres que nous devons les réglemens du dix-huitième siècle, dans lesquels il est stipulé qu'on doit tout brûler; mais, c'est après avoir soulevé le voile épais qui cachait tant d'erreurs, qu'au commencement du dix-neuvième on modifia ces réglemens beaucoup trop sévères, on se contenta de laver à l'eau bouillante, de blanchir les écuries, etc. Ces précautions sont fort bonnes, en ce que la malpropreté suffit pour dégoûter les animaux, qui sont généralement d'une grande susceptibilité.

On peut consulter l'ouvrage de M. Godine : on y trouvera une foule d'exemples, qui attestent la non-contagion de la morve (1).

M. Godine étant professeur à l'École d'Alfort, a fait des expériences, conjointement avec M. Dupuy, également professeur, dont les résultats ont toujours été que la *morve* n'était pas contagieuse : on trouve ces faits dans son ouvrage. Il a voulu s'assurer si elle était héréditaire, les résultats ont été négatifs.

J'ai vu, à l'École, des chevaux morveux au dernier degré; enfin, une phthisie des plus intenses et des plus noires. Ces chevaux ont été placés dans les circonstances les plus favorables

---

(1) *Élémens d'Hygiène vétérinaire*, 1 vol. in-8°.

à communiquer leur affection. Ils ont cohabité avec des chevaux d'expériences en mauvais état, qui certainement auraient dû contracter la maladie plutôt que des chevaux robustes et bien portans. Voyant que mangeant ensemble cela ne suffisait pas, on a inoculé; rien ne s'est manifesté, sinon qu'une tumeur produite par la présence d'une matière purulente ichoreuse. Enfin que conclure?...

Peu de temps avant mon entrée à l'Ecole, les chevaux du régiment de lanciers de la Garde furent infectés. Si M. Leroy, docteur-médecin et vétérinaire distingué, n'avait eu des armes à opposer aux personnes qui l'accusaient; si M. le général Talon, commandant le régiment, n'avait su apprécier son mérite, certes il aurait perdu sa place. Cette malheureuse maladie avait probablement pris sa source à l'armée de la Loire, où les chevaux avaient généralement souffert. (*Plusieurs furent affectés de coryza gangréneux.*)

Des chevaux du régiment de lanciers ont été envoyés à l'École, on a fait des expériences, et les hommes recommandables qui les faisaient n'omettaient pas une circonstance propre à faire développer la morve. Enfin on n'a pas réussi, bien que les chevaux qui servaient à ces expériences eussent dû contracter cette maladie si elle eût été contagieuse.

Ce qui fait croire beaucoup à la contagion, c'est qu'aux armées des régimens entiers ont perdu leurs chevaux (1); mais où se trouvent, comme aux armées, une série de circonstances aussi propres à provoquer la *morve* épyzootiquement? nulle part sans doute. Là, ce sont des suppressions de transpiration à la suite de marches forcées; ou on couche au bivouac, quelquefois dans un lieu bas et humide, ou bien il survient de la pluie; les mauvais fourrages, le pansement de la main, qu'on ne peut pratiquer souvent de fort long-temps; des gourmes répercutées, cela s'observe aussi dans les remontes précipitées, où des chevaux sont mis en route quinze jours, trois semaines après la castration, pendant le travail de la dentition. Enfin la plupart jettent leur gourme. Les mauvais temps, les mauvais fourrages, les logemens incommodes, les soins trop superficiels qu'on peut donner en route, sont autant de causes capables de répercuter la gourme et d'amener ensuite un cortége d'affections de toutes natures. Ainsi

(1) Il n'y a aucun doute que toutes les fois que la contagion a été évidente, c'est l'affection gangréneuse dont nous avons parlé plus haut qui a existé, et non la *morve*.

les uns feront des maladies de poitrine, les autres deviendront farcineux, les autres *morveux*. D'autres, plus robustes, auront été soumis à la même cause, mais résisteront beaucoup plus long-temps. Il y a pour ainsi dire une incubation de mois, d'années entières même. Ce que je cite ici, nous est arrivé dans la remonte improvisée qu'on a faite avant notre départ pour l'Espagne. Nous nous sommes mis en route avec des caissons chargés et des pièces de campagne. Plus de cent cinquante chevaux avaient chez eux un état fluxionnaire, causé et par le travail de la dentition, et par la renovation des humeurs; les premiers jours de marche, superbes, semblaient nous annoncer un voyage fort agréable. Il faisait une chaleur peu ordinaire dans les commencemens d'avril: cet état de l'atmosphère, conjointement avec l'exercice et la longueur des premières étapes, disposèrent les chevaux à jeter abondamment, à suer beaucoup. Toutes les bouches exhalantes de la peau semblaient ouvertes; les poumons, devenus la source d'un dégagement de calorique extraordinaire chez des chevaux peu habitués à un tel genre de service, devinrent bientôt, chez les plus faibles, le siége de péripneumonie-catarrhale. Après cinq jours de marche, tout changea de face : les pluies froides succédèrent au beau temps ; alors nous fûmes témoins des malheureux effets qui furent la suite du changement de temps, il est vrai, mais aussi, et surtout de l'âge des chevaux, et de leur peu d'habitude au genre de service auquel ils venaient d'être soumis sans préparation.

Cela est si vrai, que la première compagnie, qui partit six semaines avant nous et qui eut de la pluie jusqu'à son arrivée à Bayonne, n'eut aucun accident. Les chevaux étaient tous faits au genre de service et aux habitudes militaires, en général ils avaient jeté leur gourme. (*Les plus jeunes avaient six ans.*)

Qu'est-il arrivé de toutes ces circonstances ? que plusieurs chevaux sont morts de maladie de poitrine, d'autres sont devenus morveux, et tous les jours je vois encore les funestes effets de ce que je viens d'avancer, dans les chevaux qui tombent morveux et qui ont fait la campagne d'Espagne immédiatement après leur réception (1).

---

(1) Parmi le grand nombre de chevaux que le régiment a perdus, un seul a été affecté du coryza gangréneux dont nous avons parlé plus haut, et que nous avons dit être essentiellement contagieux.

Que conclure de là? Qu'on a bien tort souvent de ne pas remonter aux causes éloignées, on trouverait la source d'une foule de maladies. C'est ainsi que la cause de la *morve*, dans notre régiment, n'est pas dans la contagion, mais bien dans les faits cités tout à l'heure.

Les accidens arrivés et ceux que nous remarquons encore aujourd'hui, m'ont été prédits par M. Girard fils, professeur à l'Ecole royale vétérinaire d'Alfort. M. Girard vit déjà une partie de ses prédictions accomplies à Bordeaux, où il se trouvait à notre passage.

Maintenant, porterons-nous toujours la même question? cela est inutile; disons seulement que la *morve*, affection particulière aux solipèdes, se déclare chez eux par tous les moyens propres à faire éclore une foule d'affections diverses.

Quant à moi, je ne crois pas à sa contagion, sans jamais cependant vouloir abuser de mon opinion. Je tiens trop à l'estime générale pour me faire accuser d'imprudence et peut-être même de témérité. C'est déjà assez d'écrire sans oser dire : *Prosperos exitus consequar*.

GUEFFIER, Imprimeur de l'Athénée de Médecine de Paris, rue Guénégaud, n° 31.

www.ingramcontent.com/pod-product-compliance
Ingram Content Group UK Ltd.
Pitfield, Milton Keynes, MK11 3LW, UK
UKHW022111170726
13837UKWH00003B/1161

9 782329 213255